Docteur L. GUÉRIN

CONTRIBUTION A L'ÉTUDE

DES

BADIGEONNAGES

DE GAÏACOL

DANS LE TRAITEMENT DE LA TUBERCULOSE

MONTPELLIER

IMPRIMERIE CENTRALE DU MIDI

(HAMELIN FRÈRES)

—

1895

CONTRIBUTION A L'ÉTUDE

DES

BADIGEONNAGES

DE GAÏACOL

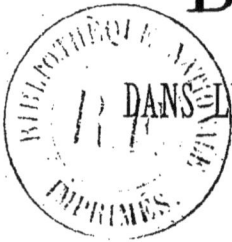

DANS LE TRAITEMENT DE LA TUBERCULOSE

PAR

Le Docteur L. GUÉRIN

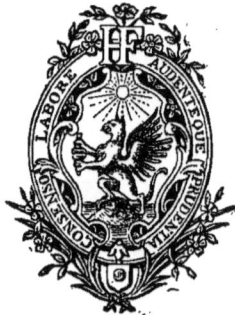

MONTPELLIER
IMPRIMERIE CENTRALE DU MIDI
(HAMELIN FRÈRES)
—
1895

A LA MÉMOIRE DE MON PÈRE

A MA MÈRE

A MA FAMILLE

A MES AMIS

L. GUÉRIN.

AVANT-PROPOS

Depuis deux ans, on a beaucoup expérimenté et beaucoup écrit au sujet des badigeonnages de gaïacol. Il nous a semblé qu'un travail d'ensemble relatant et compulsant toutes les idées émises et discutées serait intéressant en ce qu'il permettrait une vue générale sur ce nouveau traitement. Cependant nous avons réduit notre champ d'observation pour nous occuper plus particulièrement des résultats obtenus par ce traitement dans la tuberculose.

C'est à M. le professeur agrégé Bosc que nous devons l'idée première de ce travail. Nous lui exprimons notre profonde gratitude pour ses conseils éclairés, qui nous ont été d'un précieux concours dans la tâche que nous avons entreprise.

Il est aussi de notre devoir, à la fin de nos études médicales, de témoigner à nos Maîtres toute notre reconnaissance pour leur savant enseignement.

Qu'il nous soit permis de remercier en particulier M. le professeur Hamelin pour le grand honneur qu'il nous a fait en acceptant la présidence de notre thèse.

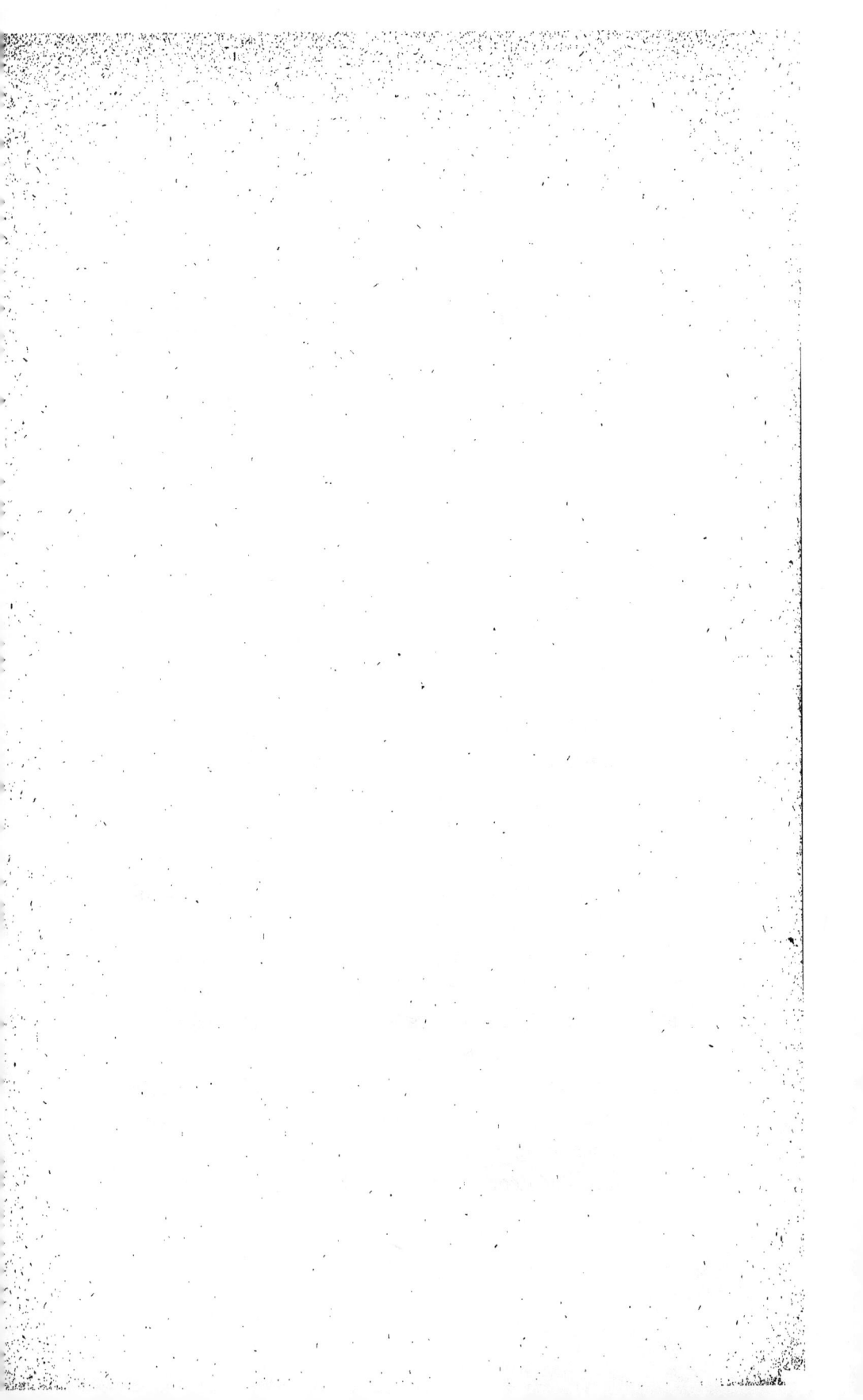

CONTRIBUTION A L'ÉTUDE

DES

BADIGEONNAGES DE GAÏACOL

DANS LE TRAITEMENT DE LA TUBERCULOSE

— ∿ —

I

HISTORIQUE

Le docteur Sciolla, assistant du professeur Maragliano (de Gênes), découvrait en 1893 les propriétés antipyrétiques du gaïacol appliqué sur la surface de la peau.

Ce résultat parut extraordinaire : la température des fébricitants s'abaissait en effet au bout d'un temps très court. Les malades atteints de scarlatine, d'érysipèle, de rougeole, etc., éprouvaient aussi bien que les tuberculeux une véritable spoliation calorique. En une demi-heure on pouvait voir le thermomètre s'abaisser de 1 degré, et cet abaissement pouvait atteindre presque 3 degrés en une heure et demie.

Cette action surprenante se maintenait de cinq à huit heures, et pendant ce temps on ne voyait jamais apparaître d'accidents d'intoxication, si nombreux en revanche avec l'emploi des autres antipyréiques.

Le procédé décrit par Sciolla est des plus simples : Après

avoir mesuré dans une éprouvette une certaine quantité de gaïacol, variant de 2 à 5 cc., on l'étend avec le doigt ou une plume sur une région quelconque du corps que l'on a soin de recouvrir de coton ou de gutta-percha.

Au bout de dix à quinze minutes, apparaît dans la bouche du malade le goût du gaïacol, et au bout d'une heure environ commence la défervescence.

Ces résultats parurent tellement extraordinaires qu'on hésita tout d'abord à y ajouter foi ; leur efficacité ne fut démontrée qu'à la suite de nouveaux essais.

C'est alors que Devoto et Maragliano lui-même entreprirent des expériences qui devaient en tous points confirmer les travaux de Sciolla.

Devoto fit observer que les résultats antithermiques obtenus démontrent que l'absorption se fait d'une façon très rapide. Cette absorption lui parut d'autant plus évidente, que l'élimination se faisait par les urines. Ces expériences ont démontré qu'en appliquant 6 cc. de gaïacol sur la peau, on peut, une heure après, en déceler dans les urines, et que le maximum de cette élimination se fait dans les cinq ou six heures qui suivent; ce n'est qu'au bout de quarante-huit heures qu'il cesse dans les urines.

Si c'est en Italie, et grâce aux travaux de Sciolla, Devoto, Maragliano et Federici qu'ont été faits les premiers essais sur les badigeonnages par le gaïacol, en revanche, c'est à Lyon qu'on a le plus fait pour son étude et sa vulgarisation. Bard fit les premières communications dans le *Lyon médical*.

Tandis que Sciolla employait des doses de 1 à 10 cc., qu'il renouvelait plusieurs fois par jour, de sorte qu'il en administrait jusqu'à 30 grammes en vingt-quatre heures, Bard, par crainte d'accidents, se vit obligé de diminuer cette quantité.

Aussi dans ses badigeonnages de gaïacol ne dépassa-t-il jamais 2 grammes.

C'est à lui que revient le mérite d'avoir recherché d'une façon plus méthodique ses effets chez les tuberculeux, et d'avoir posé l'indication la plus importante.

Avant lui, en effet, on avait essayé ce traitement dans toutes les pyrexies ; on avait obtenu des résultats sensibles, il est vrai, mais moins nets que dans la tuberculose et ses diverses formes.

Après avoir donné un compte rendu de ses expérieces personnelles, Bard arrive à une conclusion tout en faveur de ce nouveau traitement : « On peut être certain d'avance qu'un antipyrétique aussi énergique et d'un emploi aussi facile est appelé à rendre de réels services thérapeutiques. »

Dans la séance de novembre 1893, la Société des sciences médicales de Lyon s'occupait de nouveau des badigeonnages de gaïacol. En effet, Courmont relatait des observations qui confirmaient absolument les conclusions de Bard. Puis tour à tour les physiologistes lyonnais se sont occupés de la question.

Mais l'étude sur les effets du gaïacol en application épidermique ne devait pas se cantonner dans l'École de Lyon.

Après les travaux de Bard, Lepine, Courmont, Lannois, Linossier, Guinard, Geley, qui ont étudié la question à divers points de vue, Robillard, à Lille, essaya avec Lemoine les badigeonnages. Et ces expériences devaient être bientôt suivies des essais de Lepage.

De tous les côtés, en France, on a essayé ce remède prodigieux, et tous les auteurs sont unanimes à en admirer les effets. M. le professeur agrégé Bosc était bien sceptique à l'endroit du gaïacol, et c'est avec défiance qu'il en a tenté l'expérience (*Lyon médical*, novembre 1894). Il n'a pas été peu surpris de voir que le remède, quoique très simple, donnait des résultats appréciables.

C'est sur les indications de notre Maître, et d'après ses

études personnelles, que nous avons essayé de synthétiser en quelque sorte les divers travaux effectués jusqu'à ce jour et d'ajouter quelques données nouvelles en faveur de ce traitement.

Mais sans pousser nos investigations à travers le dédale des études faites depuis deux ans au sujet de l'emploi des badigeonnages du gaïacol dans toutes les pyrexies, nous nous contenterons de ne classer que les documents ayant trait aux fièvres dans la tuberculose.

———

II

ÉTUDE CHIMIQUE ET PHARMACOLOGIQUE

Le liquide vendu dans le commerce sous le nom de gaïacol est un mélange de crésylol, de gaïacol et de créosol.
MM. Gilbert et Maurat, à la séance de la Société de biologie du
18 novembre 1893, ont donné les proportions du gaïacol pur
contenu dans le gaïacol liquide. Or ces proportions sont des
plus variables. En effet, on peut trouver jusqu'à 50 pour 100 de
gaïacol pur, mais cette proportion n'est souvent que de 20 pour
100 et même 10 pour 100. De plus, d'après leurs expériences
sur le cobaye, le gaïacol liquide aurait une toxicité égale aux
quatre cinquièmes de celle du gaïacol pur, alors qu'il est deux
fois moins riche en principe actif.

Il est donc presque impossible d'employer le gaïacol liquide du commerce si peu identique à lui-même. Le gaïacol
obtenu par synthèse, étant mieux dosable, donne des résultats plus précis, et son emploi ne présente ni les mêmes
inconvénients ni les mêmes dangers.

Le gaïacol chimiquement pur se présente sous la forme de
cristaux rhomboédriques, blancs, durs, fusibles à 28°5, bouil-
lant à 205°, d'une densité de 1.143 à 15°.

Il est à peu près insoluble dans l'eau ; mais il est soluble
dans l'alcool, l'huile, la glycérine anhydre. Il possède une saveur d'abord légèrement sucrée, puis piquante et brûlante ;
son contact un peu prolongé poisse les doigts et leur chaleur
le fait fondre.

Une fois le gaïacol liquide du commerce rejeté, il paraît utile de déterminer le mode d'emploi du gaïacol pur. Tout d'abord, à quelle dose doit-on l'employer ? Sciolla, ne croyant pas aux accidents produits par les badigeonnages, ne limitait nullement ses doses et employait le gaïacol pur par quantité de 10 cc. ; de plus, il répétait ses badigeonnages plusieurs fois par jour, de sorte que le malade absorbait dans la journée plus de 30 cc. de gaïacol. Jamais Sciolla n'observa de symptômes inquiétants, jamais de collapsus.

Lorsque Bard fit ses premiers essais avec le gaïacol, il ne fut pas aussi heureux que Sciolla, et, à la suite de résultats malheureusement trop concluants, il dut réduire le nombre des badigeonnages en même temps que la quantité de gaïacol employée pour chacun d'eux. En effet, les doses préconisées par Sciolla avaient des effets effrayants. Aussi Bard conseille-t-il d'espacer les badigeonnages et de ne jamais dépasser pour chacun d'eux la quantité de 2 cc.

Dans une récente communication parue dans la *Province médicale*, il étudie les dangers des hautes doses, et recommande de ne répéter les badigeonnages que tous les deux jours. Les accidents relatés par Bard ne sont pas en effet les seuls que l'on ait observés depuis que l'on expérimente ce nouveau traitement : les faits de ce genre ne sont que trop communs. Seul, Sciolla, dans son enthousiasme, a persisté à méconnaître les dangers pourtant réels que peuvent présenter les badigeonnages.

En suivant les conseils de Bard, ces dangers seront certainement évités. Stourbe, chef des travaux de clinique à l'École vétérinaire de Lyon, a fait une communication fort intéressante à la Société des sciences médicales de cette ville Il s'est occupé des modifications apportées à l'absorption du gaïacol par le mélange de ce médicament avec un excipient. Il nous paraît nécessaire de relater ses conclusions, d'autant plus qu'elles nous serviront à examiner l'utilité d'un excipient, et le choix de cet excipient.

Ayant procédé à plusieurs badigeonnages sur des élèves de son laboratoire, il s'est servi, et de gaïacol pur, et de gaïacol mélangé à parties égales de glycérine ou d'huiles d'amandes douces. Mais, pure ou mélangée, la quantité de gaïacol était de 2 grammes dans toutes les expériences.

I. — BADIGEONNAGES AVEC LE GAÏACOL PUR
(Quantités éliminées par les urines)

1 heure après le badigeonnage	0,31
3 — —	0,37
5 — —	0,64
14 — —	0,16 (1)

II. — BADIGEONNAGES AVEC UN MÉLANGE DE GAÏACOL ET DE GLYCÉRINE
(Quantités éliminées par les urines)

1 heure après	quantité inappréciable
3 —	0,05
5 —	0,13
14 —	0,28

III. — BADIGEONNAGES AVEC UN MÉLANGE DE GAÏACOL ET D'HUILE
(Quantités éliminées par les urines)

1 heure après	quantité inappréciable
3 —	0,10
5 —	0,10
14 —	0,37

Le gaïacol pur passe beaucoup plus vite à l'absorption que

(1) Les expériences de Stourbe ont donné des résultats qui paraissent d'autant plus exagérés qu'ils sont en contradiction avec ceux donnés par Linossier et Lannois. (Voir page 18.)

s'il est mélangé. La glycérine gêne considérablement l'absorption et en même temps la retarde, tandis que l'huile d'amandes douces la ralentit d'abord, mais la laisse s'effectuer ensuite.

La quantité de gaïacol dans les urines étant en rapport direct avec l'abaissement de la température, il paraît donc ressortir des expériences de Stourbe, que, si le gaïacol non mélangé pénètre trop vite dans l'organisme, il produit des effets thérapeutiques trop brusques et qui peuvent entraîner des accidents. De plus, le gaïacol pur irrite la peau, inconvénient parfois très considérable chez certains malades. D'un autre côté, associé à la glycérine, le gaïacol n'agit qu'imparfaitement, la glycérine gênant considérablement l'absorption. Il faut donc éviter les effets trop lents aussi bien que les effets trop brusques : dans ce but, le mélange avec l'huile d'amandes douces nous paraît tout indiqué. En effet, si l'huile ralentit au début l'absorption du gaïacol, elle la laisse s'effectuer ensuite assez facilement. Quant à la proportion du mélange, elle est des plus simples : on l'emploie à parties égales.

Sous le prétexte que le médicament est appliqué sur la peau, et trop confiant dans les dires du D\u02b3 Sciolla, il ne faut pas l'appliquer au hasard et sans mesure. On agira sagement en ne dépassant pas les doses dont il a été parlé plus haut. Quant à l'endroit où les badigeonnages doivent être appliqués, les expériences de Linossier et de Lannois semblent prouver que le thorax et les membres présentent les surfaces le plus faciles à l'absorption.

III

ÉTUDE PHYSIOLOGIQUE

Dans sa première communication, Bard conclut à l'absorption du gaïacol. En cela, il ne conteste nullement les expériences de Sciolla. Ce dernier, en effet, déclare que le malade en perçoit la saveur dans la bouche au bout de quinze minutes et qu'il passe dans les urines sous la forme d'éther gaïacolosulfurique. Cependant Bard accepte les conclusions de Sciolla, sans qu'il ait fait aucun contrôle à ce sujet.

Que le gaïacol passe dans l'organisme, cela est probable. Mais par quelle porte entre-t-il? Et Bard se demande si l'absorption se fait par la peau ou s'il ne faudrait pas faire la part plus ou moins large à une absorption par les voies respiratoires.

Quel que soit le mécanisme d'absorption dans les badigeonnages, son action est prépondérante, car Bard a fait des essais avec des lavements de gaïacol, aux mêmes doses, et l'action antipyrétique est bien inférieure. De plus, les injections elles-mêmes de créosote ou de gaïacol pur sont loin de donner la même hypothermie.

Guinard, en réponse à la question de Bard, exprima l'opinion que le gaïacol, étendu sur la peau, ne devait pas être absorbé par celle-ci, mais entrait vraisemblablement dans l'organisme par la respiration.

C'est cette hypothèse que Lannois voulut vérifier, et il fit l'expérience suivante : il prit trois tuberculeux avancés ; le

premier arrivé à la dernière période, avec des cavernes volu-
mineuses et des ulcérations des cordes vocales ; le deuxième,
un phtisique vulgaire à cavernes aux deux sommets et à la
température dépassant souvent 40° ; enfin, le troisième malade,
âgé de quarante ans, chez lequel la tuberculose revêtait la
forme broncho-pneumonique, et, avait débuté par d'assez for-
tes hémoptysies. Du gaïacol fut versé, à la dose de 5 gr.,
sur une assiette plate, et, comme les malades restaient étendus
toute la journée, l'assiette fut placée à côté d'eux sur le lit :
on leur recommanda de respirer autant que possible au-dessus
de cette assiette. La température fut prise toutes les heures.
Cette expérience donna des résultats négatifs, et aucun des
trois malades n'a présenté le moindre abaissement thermique.
Ces mêmes malades ayant été traités par des badigeonnages,
leur courbe thermométrique présenta des chutes considéra-
bles. C'est à juste titre que Lannois en conclut que l'absorption se fait par la peau elle-même et non par le passage des
vapeurs à travers le poumon.

MM. Guinard et Geley, dans un travail sur la régulation
de la thermogenèse, ont étudié le mécanisme de l'action que
provoquent les badigeonnages épidermiques des alcaloïdes.
Pour eux, l'absorption cutanée est un mythe, et ils ne trou-
vent aucun argument capable de soutenir cette explication.
En revanche, ils appuient la théorie de l'influence nerveuse
périphérique. Ils attribuent l'abaissement thermique à une
action spéciale sur les terminaisons nerveuses cutanées, dont
la propriété réflexe sur le système régulateur de la thermogenèse serait ainsi mise en jeu. Et ce mécanisme diffère absolument de celui qui détermine l'hypothermie à la suite de
l'absorption des antipyrétiques ordinaires. En effet, chose
singulière, ils ont vu dans leurs expériences, qu'en injections
hypodermiques, des alcaloïdes très actifs en applications cutanées ne produisent aucun effet ; d'autre part, les antipyréti-

ques les plus puissants, employés en badigeonnages, ne déterminent aucune variation dans la température. Un autre argument en faveur de leur théorie est l'absence dans les urines des matières appliquées sur la peau. Enfin, se basant sur l'étude de M. Aubert sur la perméabilité épidermique qui se fait, d'après ce dernier, avec une extrême lenteur, même lorsque les alcaloïdes sont incorporés dans les corps gras, ils ne sauraient comprendre comment l'action régulatrice des alcaloïdes se manifeste après une heure. D'après eux, l'absorption ne saurait être incriminée ; mais, si l'on se reporte au rôle considérable que l'on a attribué à la peau dans la régulation de la température animale, on aurait la clef du mécanisme de ces badigeonnages. Bien entendu, leurs conclusions embrassent aussi bien les badigeonnages de gaïacol.

Or cette théorie venait à l'encontre de l'explication de Sciolla, défendue à Lyon par M. Lannois, qui concluait à un effet de l'absorption par la peau dans l'abaissement de température obtenu par les badigeonnages de gaïacol.

Mais l'absorption du gaïacol et sa présence dans l'urine étant démontrée, l'action sur les extrémités nerveuses était fortement mise en doute. En effet, Devoto a indiqué la marche générale de l'élimination du gaïacol par les reins. Il a constaté qu'après une application de 6 cc. sur un membre, il suffit d'une heure pour déceler sa présence dans l'urine, que l'élimination atteint son maximum en cinq ou six heures et va ensuite en diminuant, mais que, quarante-huit heures après le badigeonnage, on en trouve encore des traces.

Déjà avant, Saillet (*Bull. de thérapeutique*, 1892) expérimentant avec la créosote, il est vrai, et non avec le gaïacol, en avait admis l'absorption, mais la considérait comme très faible.

En dépit des expériences de Guinard et Geley, Lannois soutint l'opinion que le gaïacol agit par absorption. Il invo-

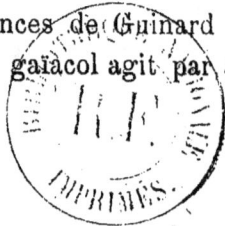

quait le fait que la créosote abaisse la température des fébricitants, quelle que soit la voie d'introduction, bouche, rectum,
tissu cellulaire sous-cutané. Des expériences entreprises à
cette occasion démontrèrent qu'il en est de même pour le
gaïacol, et de plus, quand il s'agit d'injections sous-cutanées,
que l'abaissement de température est proportionnel à la quantité injectée. Ainsi l'injection de 1 cc. d'un mélange à parties
égales d'huile d'amandes douces et de gaïacol abaisse la température de 38°6 à 36°5, tandis que celle de 1/4 cc. ne l'a-
baisse que de 38°7 à 37°4.

Mais ces faits, s'ils prouvent que le gaïacol déposé sur la
peau n'agit pas autrement que le gaïacol injecté, ne sauraient
constituer une démonstration de l'absorption. L'absence des
données numériques dans les recherches de Devoto, la mé-
diocrité de la quantité de créosote retrouvée dans l'urine par
Saillet, permettaient d'interpréter les résultats sans faire in-
tervenir l'absorption cutanée. On pouvait admettre que le
poumon seul absorbait les vapeurs exhalées des surfaces imprégnées de gaïacol.

Tel était l'état de la question lorsque Linossier et Lannois
entreprirent leurs recherches. Rien n'est plus facile que de
constater dans l'urine, après les badigeonnages de gaïacol,
la présence de ce corps, mais il importait d'établir quelle part
dans l'absorption constatée doit être attribuée à la peau,
quelle part aux voies respiratoires.

Or dans une expérience, en portant l'absorption pulmonaire à son maximum, on trouve dans l'urine recueillie 0 gr. 1
pour 1000 de gaïacol. Dans une deuxième expérience, après
un badigeonnage cutané de 2 grammes, les urines en conte-
naient 0 gr. 9 pour 1000.

Pour donner plus de précision encore à cette démonstration,
il s'agissait de faire la preuve en supprimant complètement la
possibilité de l'absorption respiratoire. Le malade auquel Li-

nossier et Lannois ont fait des badigeonnages de 2 grammes
portait un masque muni d'un tube en caoutchouc; par ce tube,
il respirait au dehors de la salle, et, de plus, la partie du corps
sur laquelle on avait appliqué le gaïacol avait été soigneuse-
ment enveloppée. Après quatre heures, l'urine contenait 2,8
pour 1000 de gaïacol, et, neuf heures après, 3,3.

L'absorption par la peau étant mise hors de doute, il res-
tait à en établir le mécanisme. On pouvait, là-dessus, faire
trois hypothèses :

Première : Le gaïacol est absorbé à l'état liquide par la
peau saine; cette hypothèse est en contradiction avec les données des physiologistes sur l'absorption par la peau saine.

Deuxième : Le gaïacol exerce une propriété altérante sur
l'épiderme de manière à le rendre perméable. On sait, en effet,
que le gaïacol peut exceptionnellement provoquer une irrita-
tion de peau allant jusqu'au soulèvement de l'épiderme.

Troisième : On pouvait penser que le gaïacol était absorbé
à l'état de vapeur.

M. Guinard s'était rallié à cette troisième hypothèse, s'ap-
puyant sur ce fait que l'absorption est bien moindre quand la
partie badigeonnée est laissée à l'air que quand elle est enveloppée.

C'est à Linossier et à Lannois que nous devons les expériences qui vérifient le mieux les hypothèses de Guinard. Ces
expériences sont trop concluantes pour ne pas mériter d'être
relatées.

« Nous enveloppons l'avant-bras d'un malade au moyen d'un
double manchon en toile métallique. Les deux cylindres con-
centriques qui constituent ce manchon sont distants de 1 centimètre. Autour du cylindre extérieur, nous appliquons des
bandes de toile sur lesquelles nous répartissons aussi également que possible 10 grammes de gaïacol. Le médicament
se trouve ainsi partout également distant de la peau; cette

distance n'est pas inférieure à 1 centimètre. L'ensemble est entouré d'un sac de caoutchouc lié autour du bras. La ligature est peu serrée, afin de ne provoquer aucune gêne dans la circulation, et enveloppée d'une bande entourée elle-même de taffetas imperméable.

» De cette manière, aucune trace ne peut se répandre dans l'atmosphère et être absorbée par la voie respiratoire. Nous devons ajouter que, pendant tout le temps que durèrent les préparatifs de cette expérience, le malade respira hors de la salle au moyen du tube de caoutchouc.

» Le sujet resta huit heures dans son lit, l'urine fut recueillie toutes les heures, et l'analyse donna les chiffres suivants :

» Au bout de 1 heure,	125 cc. d'urine	. . .	0,011
— 2	120 —	. . .	0,048
— 3	37 —	. . .	0,022
— 4	68 —	. . .	0,068
— 5	140 —	. . .	0,084
— 6	155 —	. . .	0,078
— 7	107 —	. . .	0,086
— 8	65 —	. . .	0,078
		Total . . .	0,475 »

Cette absorption permet de supposer que le gaïacol passe à travers la peau, surtout à l'état de vapeur. Il est à remarquer que l'abaissement produit par le gaïacol à l'état de vapeur est le même comme intensité que celui produit par les badigeonnages. Cependant sa marche est plus lente et en rapport avec le retard que l'on constate dans l'absorption et qui n'atteint son maximum que vers la cinquième heure. Or, avec les badigeonnages, le maximum est atteint entre 1 h. 1/2 et 4 h. Aucun doute ne saurait subsister à cet égard, puisque les effets sont les mêmes, et qu'ils sont d'autant plus intenses que les surfaces imprégnées sont plus à l'abri de l'air.

Le gaïacol est évidemment absorbé par la peau; mais, si l'absorption par la peau joue un rôle évident dans les effets obtenus par les badigeonnages, l'influence nerveuse périphérique peut avoir une part dans la régulation de la thermogenèse. Et par ces deux modes d'action réunis on s'explique mieux l'hypothermie parfois considérable que produisent des doses très faibles de gaïacol.

IV

ÉTUDE CLINIQUE

Le gaïacol n'a aucune influence sur la température, si on l'applique sur la peau de sujets sains. En cela il ne diffère pas de tous les antipyrétiques employés, qui restent sans effet sur les individus qui n'accusent aucune hyperthermie. Les malades ne présentant aucune élévation de température peuvent eux-mêmes en absorber de très hautes doses, sans être le moins du monde influencés au point de vue thermique. Son action, au contraire, est manifeste chez les fébricitants. Qu'il s'agisse de typhiques, de rhumatisants, d'érisypélateux et plus particulièrement de tuberculeux, le gaïacol appliqué sur la peau est nettement et rapidement antipyrétique.

L'abaissement de température, nous l'avons vu, se produit au bout de très peu de temps, et il est très notable. Mais le gaïacol ne borne pas là son action, celle-ci s'étend sur tout l'organisme. C'est à son influence plus complexe sur la circulation, sur la respiration, sur les sécrétions, qu'est dû l'amendement de tous les troubles observés. C'est par elle que s'explique l'amélioration qu'accusent les malades. Après les badigeonnages, en effet, les malades n'ont plus de céphalée, plus de douleurs névralgiformes, ils éprouvent une sensation de bien-être d'autant plus sensible qu'ils souffraient davantage.

Voici quels sont les phénomènes observés : quelques minutes après l'application du gaïacol (10 à 20 environ), le malade a une sensation de chaleur assez pénible, il a même de la peine à supporter ses couvertures. On peut constater en effet qu'une rougeur intense lui monte au visage. À quoi est due cette rougeur ? Quel est le mécanisme de cette poussée congestive du côté de la face ? Elle est très probablement due à la vaso-dilatation. Et la preuve que c'est à une action vaso-motrice qu'est dû ce phénomène, c'est ce que l'on observe du côté des organes glandulaires. En effet, les glandes sudoripares ne tardent pas à entrer en action. La peau, tout d'abord moite, laisse sourdre des gouttelettes de sueur. Cette diaphorèse augmente progressivement, et le malade est dans un bain de sueur. C'est là le phénomène initial, celui qu'on observe tout d'abord ; c'est aussi le plus important. Malgré tout le bien-être que cette sécrétion sudorale apporte au malade, elle est par elle-même très désagréable. Nous n'insisterons pas sur tous les phénomènes critiques qui apparaissent dans chaque organe. Notons seulement en passant les modifications qui se passent du côté de l'appareil circulatoire et qui se retrouvent à l'examen du pouls. Celui-ci, en effet, est trouvé plus ample, moins tendu, sa fréquence est en même temps diminuée.

L'action antipyrétique a été mise en doute par certains médecins. Malgré tous leurs efforts, il n'obtenaient dans leurs essais aucun résultat, tout en employant la méthode de Sciolla. Ce qui était cause de leur erreur, c'est qu'ils ne prenaient pas la température au moment où s'observe l'abaissement.

Il faut savoir, en effet, que cette chute se manifeste deux ou trois heures après l'application du médicament, quelquefois même une heure après ; de plus, cette diminution de la température peut être très fugace, durer un temps relativement court. C'est pourquoi, si l'on n'arrive pas au bon moment, c'est-à-dire si l'on omet de prendre la température quelques heures après l'administration, le résultat peut paraître négatif. C'est évidemment ce qui se passait avec les observa

teurs qui ont mis en doute cette influence du gaïacol. Ils
négligeaient de prendre assez tôt le relevé thermique, et au
moment de leurs recherches le gaïacol avait épuisé son action
antipyrétique. Cependant il n'en est pas toujours ainsi.
L'abaissement de la température peut se maintenir et être de
longue durée ; on a même pu par des badigeonnages répétés
obtenir quelquefois la guérison.

Toutes les pyrexies sont bénéficiables de cette action bien-
faisante du gaïacol sur l'hyperthermie : mais c'est surtout sur
son influence dans la fièvre tuberculeuse que nous nous pro-
posons d'insister particulièrement. Donc, laissant de côté
tous les essais qui ont été tentés sur d'autres maladies fébriles, nous envisagerons la fièvre de la tuberculose, et cela à
deux points de vue différents. En effet, comme chez les tuberculeux eux-mêmes on peut trouver plusieurs fièvres qui
ne sont pas identiques entre elles, nous diviserons les observations en deux séries : l'une comprendra les observations
sur la tuberculose chronique cavitaire ; l'autre celles faites sur
la granulie.

OBSERVATIONS

Observation I

(BARD)

Tuberculose chronique

Tuberculeuse dans un état très grave, présentant des cavernes multiples en pleine suppuration.

La température oscille au voisinage de 38°5 le matin, de
40° le soir. On a fait pendant quatre jours consécutifs, à

deux heures de l'après-midi, un badigeonnage avec 3 grammes de gaïacol.

La température n'est prise que deux fois par jour et la courbe révèle simplement un abaissement de 1° environ de la température vespérale.

On note en même temps une augmentation des sueurs; mais la malade n'éprouve aucune amélioration et les badigeonnages pratiqués sont supprimés sur sa demande; la malade survit trois jours, pendant lesquels la température reste spontanément le soir au voisinage de 39°.

Observation II

(BARD)

Tuberculose pulmonaire pneumonique à marche subaiguë

La malade présente une fièvre oscillant entre 38° et 38°5 le matin, et au voisinage de 40° le soir.

Les badigeonnages sont faits chaque soir à deux heures, avec deux grammes seulement de gaïacol.

21. — Premier badigeonnage qui fait baisser la température de 40°5 à 38°9 en quatre heures.

22. — Deuxième badigeonnage, la température tombe de 40° à 36°2.

23. — Pas de badigeonnage; 37°2 le matin, 39°7 le soir.

24. — Troisième badigeonnage; 39°4 avant, 36°2 quatre heures après.

25. — Quatrième badigeonnage, 40°1, 36°5.

28. — Cinquième badigeonnage, 40°1, 36°8.

29. — Sixième badigeonnage, 40°2, 37°9.

Le maximum de l'abaissement a été atteint quatre heures après les quatre premiers badigeonnages, deux heures seulement après le cinquième. La température était toujours remontée après six heures, mais sans atteindre son niveau primitif.

La malade se plaignait que les badigeonnages provoquaient des sueurs profuses, une sensation de froid trop accusée, et qu'ils l'affaiblissaient. Aucune amélioration sérieuse ne parut compenser ces inconvénients.

Observation III

(Bard)

Pneumonie tuberculeuse massive et ramollie d'un sommet avec gangrène de la base (diagnostic démontré par l'autopsie).

Température entre 39° et 40°.

On fait, à deux heures de l'après-midi, un seul badigeonnage de 2 grammes de gaïacol, et la température présente la chute suivante :

2 heures . . .	39°3	avant le badigeonnage.
3 — . . .	38°	après le badigeonnage.
4 — . . .	37°1	—
5 — . . .	36°	—
6 — . . .	36°4	—
8 — . . .	35°	—
9 — . . .	34°7	—

La mort survient dans le coma à huit heures du matin, dix-huit heures après le badigeonnage, sans que, malheureusement, la température ait été reprise dans la nuit.

Observation IV

(Recueillie par M. BLANC, dans le service du D᷊ Bosc)

Tuberculose chronique

Henri M..., treize ans.

Henri M... est entré à l'Hôpital Général en 1892 comme enfant assisté, car son père était interné à l'asile des aliénés et sa mère est morte tuberculeuse. Il était alors chétif et maigre, mais cependant assez bien portant, lorsqu'à la suite d'un traumatisme il fut atteint d'arthrite coxo-fémorale gauche nettement tuberculeuse. Traité à l'Hôpital Suburbain par des injections de chlorure de zinc, il revint à l'Hôpital Général assez remis pour pouvoir suivre l'école. Cette amélioration se maintint jusqu'au mois d'avril 1895, époque à laquelle il rentra dans le service de chirurgie des enfants. Nous trouvons, dans l'observation prise à ce moment, que les lésions de l'articulation se sont aggravées depuis son départ de l'Hôpital Suburbain, et que du pus s'écoule en grande quantité de cette articulation.

On pratiqua alors une large incision pour débrider la plaie ; mais on se trouva en présence de lésions si graves et si avancées que l'on dut reculer devant toute intervention chirurgicale. Le jeune M... passe alors dans le service médical des enfants, où nous le trouvons le 1ᵉʳ novembre 1895.

Inspection. — L'enfant est très faible, très amaigri, réduit à l'état de véritable squelette. La face est tirée, vieillie, les yeux fortement cerclés ; la peau est rugueuse au contact, les muqueuses sont sèches, décolorées. La voix est sourde, saccadée. Le thorax est étroit, les côtes saillantes, les espaces intercostaux sont fortement déprimés. Les omoplates ont une tendance à se mettre en ailes et à s'écarter par leur bout spinal de la cage thoracique.

Les fosses sus et sous-épineuses sont très amaigries, et l'épine de l'omoplate est très saillante ; les vertèbres sont très apparentes, les muscles des gouttières n'ayant aucun relief. Scoliose à convexité gauche très marquée avec voussure à gauche, due évidemment à la déformation compensatrice, conséquence de la luxation de la hanche.

Muscles lombaires douloureux à la pression.

Percussion. — Matité au niveau des fosses sus-épineuses des deux côtés, plus marquée et plus nette dans la fosse sus-épineuse droite. Submatité dans les fosses sous-épineuses, plus marquée à droite qu'à gauche. Résistance au doigt également plus grande à droite qu'à gauche.

Au-dessous de la fosse sous-épineuse, zone de sonorité à peu près normale, quoique un peu diminuée à droite et s'étendant jusqu'à deux travers de doigt au-dessous de l'angle de l'omoplate. A ce niveau, submatité, puis matité complète jusqu'à la base.

Dans la ligne axillaire, on trouve une matité complète dans l'aisselle gauche, descendant jusqu'au niveau de l'angle de l'omoplate, se continuant avec une zone tympanique de deux travers de doigt comme en arrière, puis matité complète A droite, on note les mêmes zones, mais la zone de sonorité est plus étendue qu'à gauche.

Auscultation. — Dans la fosse sus-épineuse gauche, inspiration obscure s'accompagnant de râles muqueux et de quelques râles secs, superficiels et profonds. Expiration fortement soufflante. La toux a une tonalité particulière, et s'étend comme si elle se produisait dans un vase.

Dans la fosse sous-épineuse et toujours à gauche, inspiration et expiration soufflantes à caractère tuber.

Le souffle expiratoire est plus étendu que le souffle ordinaire ; après la toux, râles humides, gargouillements à l'inspiration.

Le souffle diminue quand on va vers la colonne vertébrale, augmente et devient plus fort quand on va vers l'aisselle, où il prend le caractère nettement cavitaire, s'accompagnant de gargouillements à l'inspiration.

Bronchophonie très forte. Pectoriloquie aphone un peu indistincte.

A droite, inspiration très rude, saccadée, soufflante, se terminant par un piaulement siégeant dans la fosse sus-épineuse.

Dans tout le reste du poumon droit, respiration supplémentaire.

En avant et à gauche, matité complète dans le creux sus-claviculaire. Submatité seulement à droite.

A gauche, la matité prend presque tout le thorax ; à droite, elle n'occupe que la portion sous-claviculaire.

L'auscultation de la fosse sus-claviculaire nous fait entendre un souffle cavitaire à l'inspiration et à l'expiration, avec choc de liquide. Ce souffle va en diminuant du sommet à la base, où l'on trouve un double souffle avec râles éclatants.

Fièvre : matin, 36° ; soir, 39°3.

2 novembre. — Lavements créosotés, beurre, huile de foie de morue, antipyrine.

Le malade est très fatigué par le lavement créosoté.

5. — On prescrit des badigeonnages de gaïacol.

Température prise immédiatement avant le badigeonnage, 38°3.

Badigeonnages à 2 h. 1/2.

Température à 3 heures	38,5
— 3 h. 1/2.	38,9
— 4 heures	39,5

Température à 4 h. 1/2. 39,6
— 5 heures. 39,5
— 7 heures 39

Le malade se plaint que l'odeur du glaïacol lui donne des nausées.

7. — Nouveau badigeonnage à 2 h. 1/2.

Température avant le badigeonnage 38,5
Température à 3 heures 38,4
— 3 h. 1/2 38,5
— 4 heures 38,9
— 4 h. 1/2 39,2
— 5 heures 39,6
— 7 heures 39,8

12. — 0 gr. 60 de quinine, température le matin, 36°5 ; soir, 37°5.

13. — 0 gr. 60 de quinine, matin, 36° ; soir, 38°9.

15. — 0 gr. 60 de quinine, matin, 36°5 ; soir, 39°3.

17. — 1 gramme de quinine qui bride la fièvre le premier jour. Mais les oscillations recommencent immédiatement après.

21. — Hypothermie, matin, 35°5 ; soir, 39°3.

Enfin le petit malade meurt le 22 novembre.

Observation V

(COURMONT)

Granulie

Enfant de quinze à seize ans, présente depuis un mois et demi une fièvre vespérale continue sans localisation.

Le diagnostic reste longtemps hésitant. Enfin, une légère submatité du sommet et la présence des bacilles dans un des rares crachats expectorés impose le diagnostic de granulie.

Après trois séances de badigeonnages au gaïacol, la fièvre est progressivement tombée à la normale.

Le malade dort, mange, et se sent bien le soir.

Il reste quinze jours en apyrexie, après la suppression du gaïacol, et sort bien portant.

Observation VI

(Courmont)

Granulie

Un malade sans localisations appréciables offre depuis deux mois une température vespérale et de la dyspnée.

Les soirées sont pénibles, les nuits agitées, les matinées bonnes.

Trois badigeonnages de gaïacol amènent une défervescence définitive. Tout malaise disparaît, l'appétit n'est plus troublé, la dyspnée ne s'est plus montrée, la température vespérale n'a plus dépassé 37°8.

Le malade sort en excellente santé.

Observation VII

(Dr Bosc)

Tuberculose pulmonaire (avec coexistence probable d'une poussée granulique)

Une femme âgée de trente et un ans entre dans le service le 30 juin 1894, dans un état de stupeur lypémaniaque très prononcé ; elle présente un état de dénutrition profonde avec refus complet d'alimentation ; on note au niveau du sommet gauche et en arrière de la submatité, une diminution du murmure vésiculaire et quelques frottements. On la nourrit à la sonde, mais elle vit dans un état de stupeur toujours aussi prononcé, et dans un milieu hospitalier excessivement encombré et peuplé de tuberculeux.

Vers les premiers jours de septembre, la malade s'amaigrit très rapidement et présente des sueurs abondantes.

Le 19 septembre, l'amaigrissement est très prononcé et le thermomètre marque 39°.

Au sommet gauche, submatité en avant et en arrière ; à l'auscultation, l'inspiration est rude et l'expiration saccadée avec de nombreux craquements sous la clavicule. Très mauvais état général.

Dans la soirée, on fait sur les mains un badigeonnage de gaïacol mélangé à de l'huile d'amandes douces (de 1 gr. environ), et on le répète le 21, le 22 et le 23. A chaque fois, on constate un abaissement de la température qui redescend à la normale après le deuxième badigeonnage et s'y maintient ensuite d'une façon définitive ; en même temps, on constate la diminution des phénomènes pulmonaires, la disparition des sueurs, et quinze jours après l'application du gaïacol les frottements et les craquements ont disparu et la malade a repris physiquement.

Observation VIII

(Courmont)

Cas de granulie traitée et guérie

Le malade entré le 13 octobre 1893 était fébricitant depuis le 5.

Du 13 au 23 octobre, il a présenté une fièvre vive avec température de 38° à 39°8, un frottement péricardique et un amaigrissement rapide et considérable.

Du 23 au 28, la température s'abaisse légèrement ; mais l'état général s'aggrave : le malade tousse et présente des signes d'induration du sommet droit, et le 28 a de petites hémoptysies.

Du 29 octobre au 9 novembre, la température remonte à 39° et les symptômes de tuberculose aiguë du poumon s'accentuent; les crachats renferment des bacilles; les urines sont albumineuses. En même temps apparaissent des phénomènes méningés: strabisme, inégalité pupillaire, vomissements. C'est à ce moment qu'interviennent les badigeonnages gaïacolés avec 0,5 centigr. de la substance seulement. Dès le troisième badigeonnage, la température tombe pour ne plus remonter, l'effet habituel immédiat n'ayant pas manqué de se produire après les deux premiers. On a fait encore, par précaution, trois autres badigeonnages, et le malade est allé tous les jours en s'améliorant; il a repris trois kilogr. depuis le 9 novembre, sa température n'a jamais plus dépassé 37°4. Les phénomènes morbides du péricarde, des méninges et du sommet pulmonaire ont disparu; les bacilles n'existent plus dans les crachats; le malade a de l'appétit et ne se plaint de rien; en somme, c'est une véritable guérison.

Observation IX

(Dr Bosc)

Granulie

Une femme, âgée de trente-trois ans, que j'observe depuis déjà longtemps, dans le service de mon maître, M. le doyen Mairet, entre à l'infirmerie le 17 juin 1894. Il y a un an environ j'avais constaté chez elle un état général mauvais, de l'amaigrissement, de la pâleur de la face, un peu de toux, une expectoration rare et muqueuse. Un premier examen des sommets pulmonaires m'avait laissé dans le doute, mais bientôt des examens répétés et la présence du bacille dans les crachats

3

avaient démontré l'existence d'une induration tuberculeuse des deux sommets, plus marquée à droite.

Il y a deux mois, submatité dans les deux fosses épineuses droites, retentissement de la voix, inspiration rude, expiration prolongée et soufflante, quelques craquements.

Le 27 juin au matin, nous trouvons cette femme couchée à l'infirmerie ; depuis sept à huit jours elle était plus fatiguée, demeurait affaissée sur sa chaise, la face très pâle, exsangue, les yeux brillants, la physionomie prostrée, l'appétit nul ; l'amaigrissement avait fait de brusques progrès. De plus, la malade toussait davantage et présentait de la difficulté respiratoire. Je l'examine et je trouve une peau sèche, brûlante, sans sueurs, traits tirés, un amaigrissement prononcé ; la physionomie générale exprime un grand abattement, mais le regard conserve une expression intelligente sans stupeur. La malade s'agite par instants, se soulève sur son lit, rejette au loin ses couvertures, puis retombe dans son immobilité. Elle a vomi le 22 et dans la soirée du 23, et sans grands efforts, quelques matières verdâtres. Ces vomissements surviennent une ou deux fois dans la journée, et surtout le soir, succédant parfois à une quinte de toux. La langue est humide, étalée, propre, un peu pâle. Le ventre est un peu augmenté de volume, tympanique, légèrement sensible dans toute son étendue, et l'on constate quelques gargouillements dans la région cœcale. Les selles diarrhéiques, au nombre de deux ou trois dans la journée, augmentent pendant la nuit, sont parfois glaireuses, mais n'ont jamais contenu de sang. La rate est augmentée de volume. Il existe une gêne respiratoire très marquée, de la cyanose et un état d'anxiété particulier.

Toux quinteuse, expectoration de quelques crachats muqueux. A l'examen de la poitrine, mêmes signes d'induration qu'antérieurement, mais rien qui puisse expliquer la gravité de l'état actuel. Le pouls dépasse 120, mou et dépressible ;

battements du cœur énergiques, légèrement irréguliers ; à l'auscultation, léger frottement à la base. Je ne trouve pas de taches rosées.

La malade est mise au régime lacté, et l'on prescrit des cachets de naphtol et de quinine.

Dans la soirée, la température atteint 40°7, le pouls, faible et dépressible, arrive à 130, le cœur demeure énergique à bruits éclatants. Dyspnée intense, surtout accusée à l'inspiration, qui est très difficile. Refus absolu de nourriture, langue nette, ventre toujours ballonné et douloureux ; urines assez abondantes sans albumine ; quelques vomissements verdâtres, pas de frissons ni de sueurs.

Le lendemain matin, 25 juin, rémission thermique de deux degrés, de 40°7 à 38°3. Mais, malgré cette chute, état général encore plus mauvais : abattement, cyanose des lèvres, difficulté respiratoire, toux quinteuse, expectoration spumeuse dans laquelle on remarque pour la première fois quelques crachats sanguinolents. Même état des sommets ; mais l'examen attentif du reste de la poitrine nous fait constater une rudesse inspiratoire, surtout au tiers moyen du côté droit, quelques râles fins disséminés et fugaces, de légers frottements et une obscurité de la respiration aux deux bases.

Dans la soirée, agitation extrême, avec forte dyspnée, sans frissons, ni délire. Température axillaire 40°9. Le pouls à 130 s'affaiblit encore. Je prescris 3 grammes d'antipyrine en potion à prendre une moitié le soir, l'autre moitié demain matin. Supprimer la quinine.

Le 26 juin au matin, chute de la température à 36°, et, malgré cette baisse énorme, l'état général continue à s'aggraver.

Devant cette symptomatologie, j'écarte le diagnostic de dothiénentérie et je porte celui de granulie (pulmonaire et probablement péritonéale) à forme typhoïde chez une tuberculeuse.

L'antipyrine ayant été continuée à la même dose, la température matinale du 27 juin est cependant remontée à 39°; le soir, elle atteint 40°. Toux suivie d'expectoration sanglante; vomissements disparus, diarrhée moins abondante, souvent nocturne. Les râles ont une tendance à se localiser dans le tiers moyen du poumon droit. On donne des pilules à l'iodoforme et au tannin.

Du 27 juin au 2 juillet, l'état s'aggrave progressivement; adynamie complète, appétit nul. Température du soir, de 39°5 à 40°. Diarrhée, dyspnée arrivant à l'orthopnée, râles fins, fugaces et disséminés, frottement, submatité et obscurité de la respiration aux deux bases, crachats sanglants. On suspend l'antipyrine qui reste sans effet.

Dans la soirée du 2 juillet, à quatre heures, pouls très fréquent, vite, instable, très faible, à 135, température 39°5; orthopnée. A cinq heures, on fait sur le dos des deux mains un badigeonnage avec un mélange à parties égales d'huile d'amandes douces et de gaïacol pur, de façon à employer 2 grammes de gaïacol. On entoure les mains d'une épaisse couche d'ouate que l'on maintient à l'aide de quelques tours de bande.

La malade n'a ressenti qu'une légère sensation de froid au niveau des mains. Je ne sais pas ce qu'est devenue la température pendant les heures qui ont suivi le badigeonnage; mais le lendemain matin le thermomètre ne marquait que 36°4. Il y avait donc une baisse de 3° environ sur la température de la veille, baisse constatée dix-huit heures après l'application du gaïacol.

De plus la nuit avait été bonne, la malade qui ne dormait plus depuis longtemps avait pu reposer un moment. Ce matin elle est encore appuyée sur ses oreillers et bien affaissée, mais la dyspnée est moins intense, la toux plus rare, l'expectoration à peu près nulle, la diarrhée a disparu et la malade prend avec moins de répugnance quelques cuillerées de lait. Au niveau du point d'application du gaïacol, la peau est normale.

La journée du 3 juillet est marquée par une amélioration réelle : la physionomie est plus reposée, le regard moins angoissé ; la dyspnée très diminuée, le pouls régulier, calme, oscillant autour de 90°, l'expectoration nulle. L'appétit revient et le thermomètre marque, à quatre heures du soir, 36°5 dans l'aisselle.

Malgré cette température, plutôt hypothermique, je fais faire un second badigeonnage de 2 grammes de gaïacol. Ici encore je regrette qu'on n'ait pas suivi la température pendant les heures consécutives à l'application. Cependant je ne crois pas me tromper, en disant qu'il a dû se produire une hypothermie véritable, car le malade a présenté un peu de malaise vague, vers six heures, et le lendemain la température était encore à 36°.

Dans cette journée du 3 juillet, l'amélioration est réellement remarquable. La physionomie est éveillée, calme, reposée ; la malade supporte ses couvertures, ne s'agite plus ; la toux ne survient qu'à de longs intervalles, sans expectoration ; la diarrhée a disparu et la malade boit son lait avec un sentiment visible de satisfaction : elle en absorbe deux litres et demi par jour. Elle se trouve elle-même infiniment mieux.

Du côté de la poitrine, mêmes signes aux sommets ; mais on ne trouve plus de râles en aucun point des poumons : il n'existe que quelques frottements au niveau du tiers moyen du côté droit. On suspend les badigeonnages ; régime lacté ; une friction sèche chaque matin.

Les jours suivants, c'est merveille de voir la malade renaître progressivement et rapidement à la santé.

3*

Le 8, au matin, elle est allongée tranquillement dans son lit, la physionomie souriante, sans la moindre gêne respiratoire; l'amaigrissement disparaît avec une rapidité réellement étonnante; le teint bistre de la face, la cyanose des lèvres ont disparu et les pommettes commencent à rosir; plus de toux, plus d'expectoration, pas de diarrhée; l'appétit augmente de plus en plus et l'on doit ajouter des œufs et de la viande grillée à son régime lacté; la température oscille entre 36° et 36°5; le sommeil est revenu.

Cette amélioration progresse sans arrêt les jours suivants, et, vers le 20 juillet, la malade, qui a retrouvé de l'embonpoint, un excellent appétit et des forces, commence à se lever. Elle n'a plus toussé, ni craché une seule fois et, fait remarquable, non seulement on ne constate plus aucun phénomène de congestion du côté des poumons, mais les lésions anciennes des sommets se sont amendées, les craquements ont disparu. La température, qui était demeurée légèrement hyponormale, oscille maintenant entre 36°5 et 37°, se relevant en même temps que la nutrition générale. On peut considérer la malade comme guérie de sa granulie pulmonaire (et probablement péritonéale) et très améliorée de ses anciennes lésions tuberculeuses.

Observation X

(Bard)

Granulie

Femme malade depuis quatre mois environ, plus sérieusement depuis un mois et chez laquelle on constate une fièvre continue sans aucun symptôme de fièvre typhoïde, de l'anorexie, un amaigrissement extrême, de la dyspnée, un peu de toux et pas d'autres signes sthétoscopiques que de l'obscurité des sommets. L'expectoration, à peu près nulle d'ailleurs, ne contient pas de bacilles de Koch; on porte, par élimination, le diagnostic de granulie à marche subaiguë.

Douze jours après l'entrée, avortement spontané à trois mois, et l'on trouve, sur la poche amniotique, une granulation blanchâtre d'aspect tuberculeux, mais qui n'a pas présenté de caractères spécifiques à l'examen histologique.

Entrée le 16 mars, on fait le premier badigeonnage le 10 avril. La température, qui avait oscillé de 38°8 à 40°5, tombe, le soir même, à 38°4.

Le 11, elle reste abaissée jusqu'au 12 au soir.

Le lendemain, 13, la température est de 36°8 le matin, de 37°3 le soir.

Le surlendemain, 14, de 37°7 le matin.

Troisième badigeonnage de 3 grammes le 14. La température, prise de deux heures en deux heures après le badigeonnage, fait à une période d'apyrexie, est :

14 avril	2 heures du soir	. . . . .	37°4
—	4 —	. . . .	36°9
—	6 —	. . . . .	35°
—	8 —	. . . . .	35°2
—	10 —	. . . . .	35°4
15 avril	6 heures du matin	. . . . .	36°2
—	8 —	. . . . .	35°5
—	10 —	. . . . .	36°5
—	12 —	. . . . .	36°8
—	2 heures du soir	. . . . .	37°
—	6 —	. . . . .	37°2

La malade ne présente aucun symptôme alarmant pendant son hypothermie ; elle est très pâle, mais se trouve très améliorée.

Pendant les jours suivants, la malade a retrouvé son appétit.

La température recommence à monter le 24; le 28 on fait un quatrième badigeonnage, et depuis l'amélioration continue jusqu'à parfait rétablissement.

D'après l'exposé qui précède et les quelques observations que nous avons réunies, nous croyons pouvoir affirmer que l'action du gaïacol ne saurait être mise en doute. Mais cette action est-elle uniformément curative dans toutes les fièvres tuberculeuses? Si l'on se reporte aux résultats obtenus pour chacun des malades cités plus haut, on doit en conclure que ceux qui ont accusé des lésions tuberculeuses bien nettes n'ont guère bénéficié du remède.

Il est, au contraire, à remarquer que dans les cas frustres, dont le diagnostic ne s'est fait qu'à la longue faute de lésions nettement localisées, dans les cas de granulie, le traitement par le gaïacol a donné d'excellents résultats. Les tuberculeux cavitaires sont réfractaires à l'action du gaïacol; chez eux, son action antithermique est très souvent nulle ou bien tellement légère que les malades n'en retirent aucun avantage.

Mais, quel que soit le peu d'efficacité du gaïacol en badigeonnages, ce n'est pas là une raison suffisante pour douter de son absorption. Cette absorption est en effet largement démontrée par la diaphorèse qui s'empare de ces tuberculeux.

Dès le premier badigeonnage, une sueur profuse les couvre, et, chez les malades déjà considérablement amaigris et épuisés, ce n'est certes pas un petit inconvénient. Ces sueurs, en effet, ne peuvent qu'accentuer leur faiblesse, et les conséquences qui en résultent ne sont pas certainement en faveur de la guérison. Cet inconvénient que nous venons de signaler n'est d'ailleurs compensé par aucune diminution des symptômes fébriles. On ne peut noter aucune amélioration chez les tuberculeux dont les observations ont été relatées.

Chez le petit malade que nous avons suivi dans le service de M. Bosc, à l'Hôpital Général, pas une fois les badigeonnages n'ont donné un bon résultat; le malade, au contraire, se plaignait continuellement d'une saveur désagréable qui provoquait des nausées.

D'après certains auteurs, les badigeonnages de gaïacol pourraient produire chez les cavitaires une hypothermie parfois excessive, pouvant même aller jusqu'au collapsus. Dans l'observation que nous rapportons, on note bien de l'hypothermie, mais elle paraît être consécutive à l'administration du sulfate de quinine plutôt qu'à l'absorption du gaïacol.

Mais la plus terrible conséquence à redouter dans l'emploi des badigeonnages de gaïacol, c'est l'hyperthermie qui fait suite au stade d'hypothermie quand celui-ci existe. De plus, le gaïacol donne facilement lieu à la congestion, et ces congestions, chez les cavitaires, ont une tendance fâcheuse à se localiser aux poumons. Nous en avons une preuve manifeste dans ce malade du Dr Bard, qui ne put résister au premier badigeonnage et mourut. Il est vrai que ce malade était condamné à une fin prochaine, et que les badigeonnages au gaïacol n'eurent pour effet que d'avancer de quelques heures l'issue fatale.

« Les badigeonnages, dit Bard, sont dangereux pour les malades trop affaiblis et trop avancés; ils ne déterminent pas d'amélioration réelle chez ceux qui présentent de la fièvre hectique, liée à des poussées pneumoniques et à des suppurations ulcéreuses. »

Dans les observations sur la granulie, l'efficacité des badigeonnages de gaïacol est frappante. Chez ces malades, présentant au début des températures excessives et des phénomènes morbides très accentués, on voit les troubles s'amender après quelques badigeonnages, et l'amélioration persister jusqu'à la guérison. Les malades recouvrent leurs forces; l'appétit revient, et la fièvre qui ne cessait de les obséder pendant la nuit fait place à un sommeil réparateur. Au bout de quelques jours, on obtient ainsi la guérison; cette guérison est complète chez les granuliques, et due uniquement aux badigeonnages.

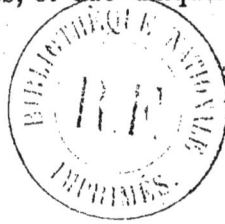

CONCLUSIONS

D'après l'exposé des recherches faites au sujet de l'action du gaïacol en badigeonnages et à la suite des observations que nous avons recueillies, nous pouvons tirer les conclusions suivantes :

I. — D'une manière générale, le gaïacol agit favorablement dans la plupart des cas en s'adressant à l'hyperthermie.

II. — L'action vraiment efficace s'exerce dans les cas de granulie, où des guérisons peuvent être observées.

III. — Dans les formes chroniques de la tuberculose, et surtout dans les formes cavitaires, l'efficacité des badigeonnages est beaucoup plus douteuse, et ils peuvent même devenir dangereux, de par la tendance à l'hypothermie excessive et au collapsus.

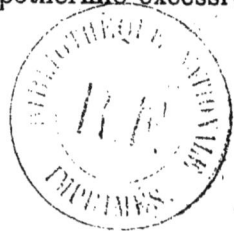